SHORTS TECHNIKEN OF KUNG FU

Von Gulzar Ahmad

Inhalt

Einführung.

Schlangenhandschlag (She Shou Chui): Ein schneller und präziser Schlag, der mit ausgestreckten Fingern ausgeführt wird und die Hand einem Schlangenkopf ähnelt. Drache fegt seinen Schwanz (Long Xie Wei Bu): Eine schwungvolle Bewegung, die mit dem Bein ausgeführt wird und die Bewegung von nachahmt ein Drachenschwanz.Adlerklauengriff (Ying Zhao Shou): Eine Technik, bei der die Finger dazu verwendet werden, die Gliedmaßen oder Druckpunkte eines Gegners zu greifen und zu kontrollieren.Affe stiehlt Pfirsich (Hou Diao Tao): Ein schneller Griff oder Schlag, der auf die Leistengegend des Gegners zielt oder sensible Bereiche, die der Aktion eines Affen ähneln. Betrunkene Faust (Zui Quan): Ein einzigartiger und trügerischer Stil, der die Bewegungen und das Verhalten einer betrunkenen Person nachahmt und flüssige Schläge und unvorhersehbare Beinarbeit kombiniert. Diese Techniken stellen eine Vielzahl von Schlägen, Tritten, Blöcken usw. dar Grappling-Techniken aus dem Kung Fu. Denken Sie daran, dass die richtige Ausbildung,

1 gerader Schlag (Jik Chong Chui):

Ein einfacher Schlag direkt von der Schulter mit den Knöcheln als Schlagpunkt.

Der Straight Punch, im Kung Fu auch als Jik Chong Chui bekannt, ist eine grundlegende Technik, die in verschiedenen Kampfkunststilen verwendet wird, darunter Wing Chun, Shaolin und Jeet Kune Do. Es handelt sich um einen direkten und kraftvollen Schlag, der darauf abzielt, den Gegner mit maximaler Kraft zu treffen. Hier sind die Details der Straight Punch-Technik: Der Straight Punch, im Kung Fu auch als Jik Chong Chui bekannt, ist eine grundlegende Technik, die in verschiedenen Kampfkunststilen verwendet wird, darunter Wing Chun, Shaolin und Jeet Kune Do. Es handelt sich um einen direkten und kraftvollen Schlag, der darauf abzielt, den Gegner mit maximaler Kraft zu treffen. Hier sind die Details der Straight Punch-Technik:

Haltung: Beginnen Sie mit einer festen und ausgeglichenen Haltung, z. B. einer Vorderhaltung oder einer modifizierten Pferdehaltung. Halten Sie Ihre Füße schulterbreit auseinander, die Knie leicht gebeugt und der Körper entspannt, aber bereit.

Handposition: Beginnen Sie mit den Fäusten, die Ihr Kinn schützen, nah an Ihrem Gesicht. Die Führungshand (die Hand auf der gleichen Seite wie Ihr Führungsbein) sollte leicht nach vorne positioniert sein, wobei der Ellbogen in einem 90-Grad-Winkel gebeugt ist. Die hintere Hand (auf der gegenüberliegenden Seite) sollte näher an Ihrem Kinn positioniert sein, um den Schlag auszuführen.

Gewichtsverlagerung: Leiten Sie den Schlag ein, indem Sie Ihr Gewicht vom Hinterbein auf das Vorderbein verlagern. Während Sie Ihr Gewicht nach vorne verlagern, drehen Sie Ihre Hüften und Ihren Oberkörper leicht, um Kraft zu erzeugen.

Streckung: Strecken Sie gleichzeitig Ihre Führungshand in einer geraden Linie nach vorne und zielen Sie auf den vorgesehenen Schlagpunkt. Halten Sie Ihr Handgelenk gerade und in einer Linie mit Ihrem Unterarm. Ihre Knöchel sollten der primäre Kontaktpunkt sein.

Ausrichtung: Stellen Sie sicher, dass Ihre Schulter, Ihr Ellbogen, Ihr Handgelenk und Ihre Knöchel in einer Linie sind, wenn Sie Ihren Arm ausstrecken. Diese Ausrichtung optimiert die Kraftübertragung und minimiert das Verletzungsrisiko.

Rückstoß: Nachdem der Schlag gelandet ist oder

seine maximale Ausdehnung erreicht hat, ziehen Sie Ihre Hand schnell in die Ausgangsposition zurück. Diese Rückstoßbewegung sollte schnell und kontrolliert sein, damit Sie sich verteidigen oder nachfolgende Schläge ausführen können.

Atmung: Koordinieren Sie Ihre Atmung mit der Ausführung des Schlages. Atmen Sie beim Ausstrecken Ihres Arms kräftig aus, um mehr Kraft zu erzeugen und die Konzentration aufrechtzuerhalten.

Fokuspunkte: Der Straight Punch kann je nach Situation und geübtem Stil auf verschiedene Bereiche abzielen. Häufige Ziele sind der Solarplexus, das Kinn, die Nase oder der Rachen. Es ist jedoch wichtig, beim Training Kontrolle und Genauigkeit zu üben, um Schäden zu vermeiden.

Geschwindigkeit und Kraft: Konzentrieren Sie sich durch konsequentes Üben darauf, die Geschwindigkeit und Kraft Ihres geraden Schlags zu verbessern. Entwickeln Sie Ihre Fähigkeit, schnelle und explosive Schläge auszuführen und dabei die richtige Technik und Kontrolle beizubehalten.

Übungsübungen: Um Ihren geraden Schlag zu

verfeinern, üben Sie Schattenboxen, das Schlagen von Fokushandschuhen oder arbeiten Sie mit einem Trainingspartner an kontrollierten Sparringsübungen. Mit diesen Übungen können Sie Genauigkeit, Timing und Anpassungsfähigkeit in Echtzeitszenarien entwickeln.

Denken Sie daran, dass die Beherrschung des Straight Punch Hingabe, Übung und Anleitung durch einen qualifizierten Trainer erfordert. Sie können personalisiertes Feedback geben, etwaige Fehler korrigieren und Ihnen dabei helfen, Ihre Technik für maximale Wirksamkeit zu verfeinern.

2 Handballenschlag (Zhang Chui):

Ein Schlag mit der Handfläche, der häufig zum Zielen empfindlicher Bereiche wie Nase oder Rachen verwendet wird.
Sicherlich! Hier finden Sie eine detaillierte Erklärung der Palm Strike-Technik, im Kung Fu als Zhang Chui bekannt.
Haltung: Beginnen Sie mit einer festen und ausgeglichenen Haltung, z. B. einer Vorderhaltung oder einer modifizierten Pferdehaltung. Halten Sie Ihre Füße schulterbreit auseinander, die Knie leicht gebeugt und Ihr Körper entspannt, aber bereit.

Handposition: Positionieren Sie Ihre Hände in

einer Schutzposition, wobei Ihre Handflächen nach innen zeigen und nahe an Ihrer Brust liegen. Ihre Finger sollten leicht gebeugt und schlagbereit sein.

Gewichtsverlagerung: Verlagern Sie Ihr Gewicht vom Hinterbein auf das Vorderbein, während Sie den Schlag einleiten. Diese Gewichtsverlagerung erzeugt Kraft und treibt Ihren Schlag voran.

Handbewegung: Strecken Sie aus der Schutzposition Ihre Führungshand (die Hand auf der gleichen Seite wie Ihr Führungsbein) schnell in einer geraden Linie nach vorne. Öffnen Sie Ihre Hand und drehen Sie sie so, dass Ihre Handfläche nach außen zeigt, von Ihrem Körper weg.

Schlagfläche: Die Schlagfläche bei einem Palm Strike ist der fleischige Teil an der Basis Ihrer Handfläche, direkt unter dem Daumen. Dieser Bereich wird genutzt, um den Schlag mit maximaler Wirkung auszuführen.

Armausrichtung: Behalten Sie eine gerade Linie von Ihrer Schulter bis zu Ihrer Handfläche bei, während Sie Ihren Arm ausstrecken. Diese Ausrichtung maximiert die Kraftübertragung und sorgt für eine effiziente Kraftabgabe.

Kontakt und Nachverfolgung: Während Sie Ihren Arm ausstrecken, bewegen Sie Ihre Handfläche nach vorne, um Kontakt mit dem Ziel herzustellen. Versuchen Sie, mit der Basis Ihrer Handfläche zu schlagen und dabei auf Bereiche wie Nase, Kinn, Rachen oder Solarplexus zu zielen. Stellen Sie sicher, dass Ihr Schlag kontrolliert und präzise ist.

Rückstoß: Ziehen Sie nach dem Schlag Ihre Hand schnell wieder in die Schutzposition zurück. Halten Sie das Bewusstsein und die Bereitschaft für mögliche Folgeangriffe oder Verteidigungsmaßnahmen aufrecht.

Atmung: Koordinieren Sie Ihre Atmung mit der Ausführung des Palm Strike. Atmen Sie beim Schlagen kräftig aus, was die Krafterzeugung und Konzentration steigert.

Fokuspunkte: Der Palm Strike zielt effektiv auf gefährdete Körperbereiche ab. Häufige Ziele sind Nase, Kinn, Rachen, Brustbein oder Solarplexus. Seien Sie beim Training jedoch stets vorsichtig und kontrolliert, um Ihrem Trainingspartner keinen Schaden zuzufügen.

Krafterzeugung: Die Krafterzeugung bei einem Palm Strike hängt in erster Linie von der Körpermechanik und der Gewichtsverlagerung ab. Koordinieren Sie die Bewegungen Ihrer Hüfte, Ihres Rumpfes und Ihrer Arme, um von Grund auf Kraft zu erzeugen.

Übungsübungen: Um Ihren Handballenschlag zu verfeinern, üben Sie mit einem Trainingspartner an Fokushandschuhen oder -polstern. Auf diese Weise können Sie Genauigkeit, Timing und Kraft entwickeln und gleichzeitig Feedback von Ihrem Partner erhalten.

Anwendungsvarianten: Kung-Fu-Stile können Variationen der Palm Strike-Technik aufweisen. Einige Stile beinhalten beispielsweise gleichzeitige Schläge mit beiden Händen oder kombinieren sie mit Beinarbeit, um die Effektivität zu erhöhen.

3 Frontkick (Chun Tui):Ein kräftiger Tritt, der durch Anheben des Knies und Ausstrecken des Beins nach vorne ausgeführt wird.

Der Front Kick, im Kung Fu als Chun Tui bekannt, ist eine kraftvolle Tritttechnik, die häufig in den Kampfkünsten eingesetzt wird. Dabei wird das Knie angehoben und das Bein gerade nach vorne gestreckt, um den Gegner oder das Ziel zu treffen. Hier ist eine detaillierte Aufschlüsselung der Frontkick-Technik:

Haltung: Beginnen Sie mit einer ausgeglichenen und stabilen Haltung, z. B. einer Vorderhaltung oder einer modifizierten Pferdehaltung. Halten Sie Ihre Füße schulterbreit auseinander, die Knie leicht gebeugt und Ihr Körper entspannt, aber bereit.

Chambering: Heben Sie das Knie des Trittbeins in Richtung Brust und halten Sie es gebeugt und nah am Körper. Diese Position wird als Chambering-Position bezeichnet und bereitet Sie auf den Tritt vor.

Streckung: Strecken Sie Ihr Bein aus der Kammerposition kräftig in einer geraden Linie nach vorne. Strecken Sie Ihr Knie und führen Sie den Tritt mit dem Fußballen oder der Oberseite Ihres Fußes als Schlagfläche aus. Halten Sie Ihre Zehen nach hinten gerichtet und Ihren Knöchel durchgestreckt, um optimale Schlagkraft und Genauigkeit zu erzielen.

Hüftrotation: Während Sie Ihr Bein strecken, drehen Sie gleichzeitig Ihre Hüfte und Ihren Oberkörper in Richtung des Tritts. Diese Rotation erzeugt zusätzliche Kraft und verleiht dem Tritt Schwung.

Zielauswahl: Der Frontkick kann je nach Situation und geübtem Stil auf verschiedene Bereiche abzielen. Häufige Ziele sind die Leiste, der Bauch, der Solarplexus oder die Brust. Achten Sie beim Training jedoch stets auf Kontrolle und Präzision, um Schäden zu vermeiden.

Rückstoß: Nachdem der Tritt gelandet ist oder seine maximale Ausdehnung erreicht hat, ziehen Sie Ihr Bein schnell zurück in die Kammerposition. Halten Sie das Gleichgewicht und die Bereitschaft für weitere Angriffe oder Verteidigungsmaßnahmen aufrecht.

Gleichgewicht und Haltung: Behalten Sie während der Ausführung des Front Kicks einen guten Sinn für Gleichgewicht und Haltung bei. Halten Sie Ihr Standbein leicht gebeugt und Ihren Oberkörper aufrecht, um Stabilität und

Kontrolle zu verbessern.

Atmung: Koordinieren Sie Ihre Atmung mit der Ausführung des Tritts. Atmen Sie kräftig aus, während Sie Ihr Bein ausstrecken. Dies hilft dabei, Kraft zu erzeugen und die Konzentration aufrechtzuerhalten.

Höhenvariation: Je nach Ziel oder Situation können Sie die Höhe Ihres Frontkicks variieren. Der Angriff kann in niedriger Höhe ausgeführt werden, um das Bein des Gegners zu treffen, oder in mittlerer bis hoher Höhe, um auf Körper oder Kopf zu zielen. Üben Sie, die Flugbahn und Höhe des Tritts anzupassen, um ihn an verschiedene Szenarien anzupassen.

Übungsübungen: Um Ihren Frontkick zu verbessern, üben Sie mit einem Trainingspartner unter Verwendung von Fokushandschuhen oder -polstern. Auf diese Weise können Sie Genauigkeit, Timing und Kraft entwickeln und gleichzeitig Feedback von Ihrem Partner erhalten.

Flexibilität und Kraft: Regelmäßige Dehnübungen und Krafttraining können die Effektivität und Reichweite Ihres Front Kicks verbessern. Konzentrieren Sie sich auf die

Entwicklung der Flexibilität Ihrer Hüftbeuger und Beinmuskeln, um höhere Tritte und optimale Leistung zu erzielen.

Denken Sie daran, dass die Beherrschung des Frontkicks konsequentes Üben, Liebe zum Detail und die Anleitung eines qualifizierten Trainers erfordert. Sie können personalisiertes Feedback geben, etwaige Fehler korrigieren und Ihnen dabei helfen, Ihre Technik für maximale Wirksamkeit zu verfeinern.

4 Seitentritt (Yao Tui): Ein Tritt, der durch seitliches Ausstrecken des Beins unter Beibehaltung des Gleichgewichts ausgeführt wird.

Der Side Kick, im Kung Fu als Yao Tui bekannt, ist eine dynamische Tritttechnik, bei der das Bein zur Seite ausgestreckt wird und dabei das Gleichgewicht gehalten wird. Es handelt sich um einen kraftvollen und vielseitigen Tritt, der in verschiedenen Kampfsportstilen eingesetzt wird. Hier ist eine detaillierte Aufschlüsselung der Side-Kick-Technik. Haltung: Beginnen Sie in einer ausgeglichenen und stabilen Haltung, z. B. einer Fronthaltung oder einer modifizierten Pferdehaltung. Halten Sie Ihre Füße schulterbreit auseinander, die Knie leicht gebeugt und Ihr Körper entspannt, aber bereit.

Chambering: Heben Sie das Knie des Trittbeins nach oben und über Ihren Körper und beugen Sie es in einem 90-Grad-Winkel. Diese Position wird als Chambering-Position bezeichnet und bereitet Sie auf den Tritt vor.

Streckung: Strecken Sie Ihr Bein aus der Kammerposition kräftig zur Seite, weg von Ihrem Körper. Strecken Sie Ihr Knie und führen Sie den Tritt mit der Ferse oder der Fußkuppe als Schlagfläche aus. Halten Sie Ihre Zehen nach hinten gerichtet und Ihren Knöchel durchgestreckt, um optimale Schlagkraft und Genauigkeit zu erzielen.

Hüftrotation: Während Sie Ihr Bein strecken, drehen Sie gleichzeitig Ihre Hüfte und Ihren Oberkörper in Richtung des Tritts. Diese Rotation erzeugt zusätzliche Kraft und verleiht dem Tritt Schwung. Die Drehung sollte in die entgegengesetzte Richtung des Tritts erfolgen.

Zielauswahl: Der Side Kick kann je nach Situation und geübtem Stil auf verschiedene Bereiche abzielen. Häufige Ziele sind die Rippen, der Mittelteil, die Hüfte oder der Oberschenkel des Gegners. Achten Sie beim Training jedoch stets auf Kontrolle und Präzision, um Schäden zu vermeiden.

Gleichgewicht und Haltung: Behalten Sie während der Ausführung des Side Kicks einen guten Sinn für Gleichgewicht und Haltung bei. Halten Sie Ihr Standbein leicht gebeugt und Ihren Oberkörper aufrecht, um Stabilität und Kontrolle zu verbessern.

Kammerarm: Während Sie das Trittbein kammern, sollte sich der Arm auf derselben Seite diagonal über Ihren Körper erstrecken und für Gleichgewicht und Gegengewicht zum Tritt sorgen.

Rückstoß: Nachdem der Tritt gelandet ist oder seine maximale Ausdehnung erreicht hat, ziehen Sie Ihr Bein schnell zurück in die Kammerposition. Halten Sie das Gleichgewicht und die Bereitschaft für weitere Angriffe oder Verteidigungsmaßnahmen aufrecht.

Atmung: Koordinieren Sie Ihre Atmung mit der Ausführung des Tritts. Atmen Sie kräftig aus, während Sie Ihr Bein ausstrecken. Dies hilft dabei, Kraft zu erzeugen und die Konzentration aufrechtzuerhalten.

Höhenvariation: Der Side Kick kann je nach Ziel oder Situation in unterschiedlichen Höhen ausgeführt werden. Üben Sie, die Tritthöhe anzupassen, um sie an verschiedene Szenarien anzupassen, von niedrig bis hoch.

Übungsübungen: Um Ihren Side Kick zu verbessern, üben Sie mit einem Trainingspartner unter Verwendung von Fokushandschuhen oder -polstern. Auf diese Weise können Sie Genauigkeit, Timing und Kraft entwickeln und gleichzeitig Feedback von Ihrem Partner erhalten.

Flexibilität und Kraft: Regelmäßige Dehnübungen und Krafttraining können die Effektivität und Reichweite Ihres Side Kicks verbessern. Konzentrieren Sie sich auf die Entwicklung der Flexibilität Ihrer Hüften, Kniesehnen und Beinmuskeln, um höhere Tritte und optimale Leistung zu erzielen.

5 Roundhouse-Kick (Waai Tui): Ein

kreisförmiger Tritt, bei dem das Bein in einem horizontalen Bogen herumgeschwungen wird, um den Gegner zu treffen.
Der Roundhouse Kick, im Kung Fu als Waai Tui bekannt, ist eine kraftvolle und vielseitige Tritttechnik. Dabei wird das Bein in einem horizontalen Bogen geschwungen, um den Gegner zu treffen. Hier ist eine detaillierte Aufschlüsselung der Roundhouse-Kick-Technik. Haltung: Beginnen Sie in einer ausgeglichenen und stabilen Haltung, z. B. einer Vorderhaltung oder einer modifizierten Pferdehaltung. Halten Sie Ihre Füße schulterbreit auseinander, die Knie leicht gebeugt und Ihr Körper entspannt, aber bereit.

Chambering: Heben Sie das Knie des Trittbeins in Richtung Brust und beugen Sie es im 90-Grad-Winkel. Diese Kammerposition bereitet Sie auf den   Tritt   vor.

Bogen und Drehung: Schwingen Sie Ihr Bein aus der Kammerposition in einem horizontalen Bogen und strecken Sie es in Richtung des Ziels aus. Drehen Sie beim Schwingen Ihre Hüften und drehen Sie sich auf dem Stützbein, sodass sich Ihr Körper beim Tritt drehen kann. Die Rotation erzeugt Kraft und verleiht dem Tritt Schwung.

Schlagfläche: Die Schlagfläche bei einem Roundhouse Kick kann variieren. Je nach Ziel und persönlicher Vorliebe kann die Übung mit dem Spann, dem Fußballen oder dem unteren Schienbein durchgeführt werden. Versuchen Sie, mit einem festen und kontrollierten Schlag zuzuschlagen.

Hüft- und Rumpfrotation: Während Sie Ihr Bein schwingen, aktivieren Sie Ihre Hüft- und Rumpfrotation in Richtung des Tritts. Diese Rotation erhöht die Kraft und Geschwindigkeit des Tritts und ermöglicht eine korrekte Ausrichtung der Schlagfläche.

Zielauswahl: Der Roundhouse Kick kann je nach Situation und geübtem Stil auf verschiedene Bereiche abzielen. Häufige Ziele sind der Mittelteil, die Rippen, die Oberschenkel oder der Kopf. Achten Sie beim Training auf Kontrolle und Präzision, um Schäden zu vermeiden.

Chambering Arm: Während Sie das Trittbein in die Chamber bringen, sollte auch der Arm auf derselben Seite gekammert werden. Dies hilft beim Gleichgewicht und Gegengewicht während des Tritts.

Schutz und Gleichgewicht: Halten Sie Ihre nicht tretende Hand hoch, um Ihr Gesicht zu schützen und während der Ausführung des Roundhouse-Kicks ein gutes Gleichgewichts- und Haltungsgefühl zu bewahren. Achten Sie auf ein leicht gebeugtes Standbein und einen aufrechten Oberkörper, um Stabilität zu gewährleisten.

Rückstoß: Nachdem der Tritt gelandet ist oder seine maximale Ausdehnung erreicht hat, ziehen Sie Ihr Bein schnell zurück in die Kammerposition. Halten Sie das Gleichgewicht und die Bereitschaft für weitere Angriffe oder Verteidigungsmaßnahmen aufrecht.

Atmung: Koordinieren Sie Ihre Atmung mit der Ausführung des Tritts. Atmen Sie kräftig aus, während Sie Ihr Bein ausstrecken. Dies hilft dabei, Kraft zu erzeugen und die Konzentration aufrechtzuerhalten.

Höhenvariation: Der Roundhouse Kick kann je nach Ziel oder Situation in unterschiedlichen Höhen ausgeführt werden. Üben Sie, die Flugbahn des Tritts anzupassen, um sie an verschiedene Szenarien anzupassen, von niedrigen über mittlere bis hohe Stufen.

Übungsübungen: Um Ihren Roundhouse-Kick zu

verbessern, üben Sie mit einem Trainingspartner unter Verwendung von Fokushandschuhen oder -polstern. Auf diese Weise können Sie Genauigkeit, Timing und Kraft entwickeln und gleichzeitig Feedback von Ihrem Partner erhalten.

Flexibilität und Kraft: Regelmäßige Dehnübungen und Krafttraining können die Effektivität und Reichweite Ihres Roundhouse Kicks verbessern. Konzentrieren Sie sich auf die Entwicklung der Flexibilität Ihrer Hüftbeuger, Kniesehnen und Beinmuskeln, um höhere Tritte und optimale Leistung zu erzielen.

6 Ellenbogenschlag (Zhou Chui):

Ein Schlag aus nächster Nähe mit dem Ellbogen, der normalerweise auf die lebenswichtigen Bereiche des Gegners gerichtet ist.

Der Ellenbogenschlag, im Kung Fu als Zhou Chui bekannt, ist ein Schlag aus nächster Nähe, bei dem der Ellenbogen als Schlagpunkt dient. Es handelt sich um eine wirkungsvolle Technik, die häufig in der Selbstverteidigung und im Nahkampf eingesetzt wird. Hier ist eine detaillierte Aufschlüsselung der Elbow Strike-Technik:

Haltung: Beginnen Sie mit einer ausgeglichenen und stabilen Haltung, z. B. einer Vorderhaltung oder einer modifizierten Pferdehaltung. Halten Sie Ihre Füße schulterbreit auseinander, die Knie leicht gebeugt und Ihr Körper entspannt, aber bereit.

Schließen Sie die Lücke: Um einen Ellbogenschlag effektiv auszuführen, verringern Sie den Abstand zwischen Ihnen und Ihrem Gegner. Treten Sie ein oder nutzen Sie Beinarbeit, um die Lücke zu schließen und sich in Schlagreichweite zu bringen.

Zielauswahl: Der Ellenbogenschlag zielt

typischerweise auf die lebenswichtigen Bereiche des Gegners. Häufige Ziele sind Schläfe, Kiefer, Nase, Kinn, Solarplexus, Rippen oder Schlüsselbein. Identifizieren Sie die gefährdeten Bereiche Ihres Gegners und richten Sie Ihren Schlag entsprechend aus.

Chambering: Kammern Sie den Ellbogen Ihres Schlagarms, indem Sie ihn beugen und nahe an Ihrem Körper positionieren. Halten Sie Ihre andere Hand hoch, um Schutz und Gleichgewicht zu gewährleisten.

Streckung: Strecken Sie Ihren Ellbogen kräftig nach vorne und treiben Sie ihn in Richtung des Ziels. Während Sie Ihren Ellenbogen strecken, erzeugen Sie Kraft, indem Sie Ihre Hüften und Ihren Oberkörper in Schlagrichtung drehen. Diese Rotationskraft verstärkt die Schlagwirkung.

Schlagfläche: Die Schlagfläche bei einem Elbow Strike ist der knöcherne Teil des Ellenbogens. Versuchen Sie, mit der Spitze oder Spitze des Ellenbogens zu schlagen, da dies der effektivste und stärkste Teil des Ellenbogens ist.

Genauigkeit und Präzision: Konzentrieren Sie sich auf präzise und präzise Schläge. Versuchen

Sie, das Ziel mit dem vorgesehenen Teil Ihres Ellenbogens zu treffen, und konzentrieren Sie sich dabei auf den spezifischen Bereich, auf den Sie zielen.

Rückstoß: Nachdem der Schlag gelandet ist oder seine maximale Ausdehnung erreicht hat, ziehen Sie Ihren Ellbogen schnell zurück in die Kammerposition. Halten Sie das Gleichgewicht und die Bereitschaft für weitere Angriffe oder Verteidigungsmaßnahmen aufrecht.

Schutz und Gleichgewicht: Halten Sie Ihre nicht schlagende Hand hoch, um Ihr Gesicht zu schützen und während der Ausführung des Ellenbogenstoßes ein gutes Gleichgewichts- und Haltungsgefühl zu bewahren. Achten Sie auf ein leicht gebeugtes Standbein und einen aufrechten Oberkörper, um Stabilität zu gewährleisten.

Atmung: Koordinieren Sie Ihre Atmung mit der Ausführung des Schlages. Atmen Sie kräftig aus, während Sie Ihren Ellenbogen strecken, was dabei hilft, Kraft zu erzeugen und die Konzentration aufrechtzuerhalten.

Nahkampftraining: Üben Sie Ellbogenschläge in Nahkampfszenarien und -übungen. Dies trägt dazu bei, die Fähigkeit zu entwickeln, auf engstem Raum effektiv zuzuschlagen und realistische Kampfsituationen zu simulieren.

Übungsübungen: Trainieren Sie mit einem Partner oder konzentrieren Sie sich auf Handschuhe, um Ihre Ellenbogenschläge zu üben und zu verfeinern. Konzentrieren Sie sich auf Genauigkeit, Geschwindigkeit und die Erzeugung von Kraft durch die richtige Körpermechanik.

Kraft und Kondition: Stärken Sie Ihr Ellenbogengelenk und die dazugehörigen Muskeln durch Konditionsübungen wie Ellenbogen-Liegestütze und Krafttraining. Dies trägt dazu bei, die Effektivität und Ausdauer Ihrer Ellenbogenschläge zu verbessern.

7 Knieschlag (Tui Chui): Ein Schlag mit dem Knie, der ausgeführt wird, indem das Knie angehoben und in das Ziel getrieben wird. Der Knieschlag, im Kung Fu als Tui Chui bekannt, ist ein kraftvoller Schlag, bei dem das Knie als Schlagpunkt genutzt wird. Es handelt sich um eine Nahkampftechnik, die verheerende Folgen haben kann, wenn sie mit der richtigen Technik und Kontrolle ausgeführt wird. Hier ist eine detaillierte Aufschlüsselung der Knee Strike-Technik:

Haltung: Beginnen Sie mit einer ausgeglichenen und stabilen Haltung, z. B. einer Vorderhaltung oder einer modifizierten Pferdehaltung. Halten Sie Ihre Füße schulterbreit auseinander, die Knie leicht gebeugt und Ihr Körper entspannt, aber bereit.

Schließen Sie die Lücke: Um einen Knieschlag effektiv auszuführen, verringern Sie den Abstand zwischen Ihnen und Ihrem Gegner. Treten Sie ein oder nutzen Sie Beinarbeit, um sich in Schlagreichweite zu bringen.

Zielauswahl: Der Knieschlag kann je nach Situation und geübtem Stil auf verschiedene Ziele gerichtet werden. Häufige Ziele sind die Leistengegend, der Bauch, die Oberschenkel oder der Mittelteil des Gegners. Zielen Sie auf gefährdete Bereiche, um die Wirksamkeit Ihres

Angriffs zu maximieren.

Chambering: Heben Sie das Knie des Schlagbeins in Richtung Brust und beugen Sie es im 90-Grad-Winkel. Diese Kammerposition bereitet Sie auf den Angriff vor.

Streckung: Bewegen Sie Ihr Knie kräftig nach vorne und strecken Sie es in Richtung des Ziels. Erzeugen Sie gleichzeitig Kraft, indem Sie Ihre Hüften und Ihren Oberkörper in Schlagrichtung drehen. Diese Rotationskraft verleiht dem Knieschlag Schwung und Kraft.

Schlagfläche: Die Schlagfläche beim Knee Strike ist der untere Teil Ihres Kniegelenks, unterhalb der Patella (Kniescheibe). Versuchen Sie, mit dem knöchernen Teil Ihres Knies zu schlagen, um eine maximale Wirkung zu erzielen.

Genauigkeit und Präzision: Konzentrieren Sie sich auf präzise und präzise Schläge. Versuchen Sie, das beabsichtigte Ziel mit der Mitte oder dem unteren Teil Ihres Knies zu treffen, und konzentrieren Sie sich dabei auf den spezifischen Bereich, auf den Sie zielen.

Schutz und Gleichgewicht: Halten Sie Ihre nicht

schlagende Hand hoch, um Ihr Gesicht zu schützen und während der Ausführung des Knieschlags ein gutes Gleichgewichts- und Haltungsgefühl zu bewahren. Achten Sie darauf, dass Ihr Standbein leicht gebeugt ist und Ihr Oberkörper zur Stabilität aufrecht bleibt.

Rückstoß: Nachdem der Schlag gelandet ist oder seine maximale Ausdehnung erreicht hat, ziehen Sie Ihr Knie schnell zurück in die Kammerposition. Halten Sie das Gleichgewicht und die Bereitschaft für weitere Angriffe oder Verteidigungsmaßnahmen aufrecht.

Atmung: Koordinieren Sie Ihre Atmung mit der Ausführung des Schlages. Atmen Sie kräftig aus, während Sie Ihr Knie strecken, was dabei hilft, Kraft zu erzeugen und die Konzentration aufrechtzuerhalten.

Nahkampftraining: Üben Sie Knieschläge in Nahkampfszenarien und -übungen. Dies trägt dazu bei, die Fähigkeit zu entwickeln, auf engstem Raum effektiv zuzuschlagen und realistische Kampfsituationen zu simulieren.

Übungsübungen: Trainieren Sie mit einem Partner oder konzentrieren Sie sich auf Handschuhe, um Ihre Knieschläge zu üben und zu verfeinern. Konzentrieren Sie sich auf Genauigkeit, Geschwindigkeit und die Erzeugung von Kraft durch die richtige Körpermechanik.

Kraft und Kondition: Stärken Sie Ihre Beinmuskulatur und verbessern Sie die Stabilität des Kniegelenks durch Übungen wie Kniebeugen, Ausfallschritte und Beinpressen. Dies trägt dazu bei, die Kraft und Stabilität Ihrer Knieschläge zu verbessern.

8-Haken-Schlag (Gou Chong Chui):

Ein Schlag, der in einer kreisenden Bewegung ausgeführt wird und normalerweise auf den Kiefer oder die Schläfe des Gegners zielt. Der Hook Punch, im Kung Fu als Gou Chong Chui bekannt, ist ein dynamischer und kraftvoller Schlag, der in einer Schleifenbewegung ausgeführt wird. Es wird oft verwendet, um auf den Kiefer oder die Schläfe des Gegners zu zielen. Hier ist eine detaillierte Aufschlüsselung der Hook Punch-Technik.

Haltung: Beginnen Sie mit einer ausgeglichenen und stabilen Haltung, z. B. einer Vorderhaltung oder einer modifizierten Pferdehaltung. Halten Sie Ihre Füße schulterbreit auseinander, die Knie leicht gebeugt und Ihr Körper entspannt, aber bereit.

Handposition: Positionieren Sie Ihre Führungshand (die Hand auf der gleichen Seite wie Ihr Führungsbein) leicht vor Ihrem Gesicht, wobei der Ellbogen im 90-Grad-Winkel angewinkelt ist. Halten Sie Ihre hintere Hand (auf der gegenüberliegenden Seite) nah an Ihrem Kinn, um Ihr Gesicht zu schützen.

Gewichtsverlagerung: Leiten Sie den Schlag ein, indem Sie Ihr Gewicht vom Hinterbein auf das Vorderbein verlagern. Während Sie Ihr Gewicht nach vorne verlagern, drehen Sie Ihre Hüften und Ihren Oberkörper leicht, um Kraft zu erzeugen.

Schleifenbewegung: Während Sie Ihre Hüften und Ihren Oberkörper drehen, strecken Sie Ihren Führungsarm in einer Schleifenbewegung aus. Stellen Sie sich vor, Sie zeichnen mit der Faust einen Halbkreisbogen und zielen darauf ab, den Kiefer oder die Schläfe des Gegners zu treffen. Der Schlag sollte kreisförmig oder hakenförmig verlaufen.

Schlagfläche: Die Schlagfläche bei einem Hakenschlag sind die ersten beiden Fingerknöchel Ihrer geschlossenen Faust. Diese Knöchel sind mit Ihrem Zeige- und Mittelfinger ausgerichtet. Versuchen Sie, mit der Seite Ihrer Faust zuzuschlagen und so Kontakt mit dem beabsichtigten Ziel herzustellen.

Ausrichtung: Stellen Sie sicher, dass Ihre Schulter, Ihr Ellbogen, Ihr Handgelenk und Ihre Knöchel in einer Linie sind, wenn Sie Ihren Arm ausstrecken. Diese Ausrichtung optimiert die Kraftübertragung und minimiert das Verletzungsrisiko.

Rückstoß: Nachdem der Schlag gelandet ist oder seine maximale Ausdehnung erreicht hat, ziehen Sie Ihren Arm schnell in die Ausgangsposition zurück. Halten Sie das Gleichgewicht und die Bereitschaft für weitere Angriffe oder Verteidigungsmaßnahmen aufrecht.

Atmung: Koordinieren Sie Ihre Atmung mit der Ausführung des Schlages. Atmen Sie beim Ausstrecken Ihres Arms kräftig aus, um mehr Kraft zu erzeugen und den Fokus aufrechtzuerhalten.

Zielauswahl: Der Hakenschlag zielt hauptsächlich auf den Kiefer oder die Schläfe des Gegners, um dessen Gleichgewicht zu stören und möglicherweise Verletzungen zu verursachen. Üben Sie während des Trainings Kontrolle und Genauigkeit, um Ihrem Trainingspartner keinen Schaden zuzufügen.

Schutz und Gleichgewicht: Halten Sie Ihre nicht schlagende Hand hoch, um Ihr Gesicht zu schützen und während der Ausführung des Hakenschlags ein gutes Gleichgewichts- und Haltungsgefühl zu bewahren. Achten Sie darauf, dass Ihr Standbein leicht gebeugt ist und Ihr Oberkörper zur Stabilität aufrecht bleibt.

Übungsübungen: Trainieren Sie mit einem Partner oder konzentrieren Sie sich auf Handschuhe, um Ihren Hook Punch zu üben und zu verfeinern. Konzentrieren Sie sich auf Genauigkeit, Timing und die Erzeugung von Kraft durch die richtige Körpermechanik.

Geschwindigkeit und Kraft: Konzentrieren Sie sich durch konsequentes Üben darauf, die Geschwindigkeit und Kraft Ihres Hook Punch zu verbessern. Entwickeln Sie die Fähigkeit, schnelle und explosive Schläge auszuführen und dabei die richtige Technik und Kontrolle beizubehalten.

9 Niedriger Block (Hak Kiu): Eine

Verteidigungstechnik, die zum Blocken oder Parieren eingehender Tiefschläge verwendet wird. Der Low Block, im Kung Fu als Hak Kiu bekannt, ist eine Verteidigungstechnik, die dazu dient, ankommende Tiefschläge abzuwehren oder abzuwehren. Es wurde entwickelt, um Ihren Unterkörper, insbesondere die Beine und den unteren Rumpf, vor Tritten, Schlägen oder auf diese Bereiche gerichteten Schlägen zu schützen. Hier ist eine detaillierte Aufschlüsselung der Low-Block-Technik:

Haltung: Beginnen Sie mit einer ausgeglichenen und stabilen Haltung, z. B. einer Vorderhaltung oder einer modifizierten Pferdehaltung. Halten Sie Ihre Füße schulterbreit auseinander, die Knie leicht gebeugt und Ihr Körper entspannt, aber bereit.

Handposition: Positionieren Sie Ihre Arme in einer Schutzposition, mit geschlossenen Fäusten und etwa im 90-Grad-Winkel gebeugten Ellbogen. Platzieren Sie Ihre Hände vor Ihrem Unterkörper, knapp unterhalb der Taille, mit den Handflächen nach oben.

Bewegung: Wenn Sie den Low Block ausführen, leiten Sie die Bewegung von Ihren Ellbogen und

Unterarmen aus ein. Führen Sie gleichzeitig Ihre Unterarme in einer diagonalen Bewegung über Ihren Körper nach unten und innen. Die Blockierbewegung sollte fest, kontrolliert und schnell ausgeführt werden.

Blockierfläche: Die Blockierfläche in einem Low Block ist der äußere oder obere Teil Ihres Unterarms. Positionieren Sie es so, dass es eingehende Schläge oder Tritte, die auf Ihren Unterkörper gerichtet sind, abfängt und abwehrt.

Winkel und Position: Positionieren Sie Ihren blockierenden Unterarm in einem diagonalen Winkel, um den eingehenden Schlag effektiv abzufangen. Der genaue Winkel und die genaue Position hängen von der Richtung und Höhe des Angriffs ab. Üben Sie, den Winkel und die Position an verschiedene Szenarien anzupassen.

Timing: Passen Sie Ihren Low Block so an, dass er dem ankommenden Schlag im optimalen Moment begegnet. Führen Sie den Block direkt vor dem Angriff aus, um den Angriff effektiv abzufangen und umzuleiten.

Rückstoß: Bringen Sie Ihren Unterarm nach dem Block schnell wieder in die Ausgangsposition zurück. Halten Sie die Bereitschaft für weitere Abwehrmaßnahmen oder Gegenangriffe aufrecht.

Gleichgewicht und Haltung: Behalten Sie während der Ausführung des Low Block einen guten Sinn für Gleichgewicht und Haltung bei. Halten Sie Ihre Knie leicht gebeugt und Ihren Oberkörper aufrecht, um Stabilität und Kontrolle zu verbessern.

Atmung: Koordinieren Sie Ihre Atmung mit der Ausführung des Blocks. Atmen Sie während des Blocks auf natürliche Weise aus, was die Konzentration und Entspannung fördert.

Zielbereich: Der Low Block wird hauptsächlich zur Abwehr von Schlägen verwendet, die auf den Unterkörper abzielen, wie z. B. Low Kicks oder Sweeps. Üben Sie Kontrolle und Genauigkeit, um den Angriff effektiv abzuwehren.

Übungsübungen: Trainieren Sie mit einem Partner oder mit Fokushandschuhen, um Ihre Low-Block-Technik zu üben und zu verfeinern. Konzentrieren Sie sich auf Genauigkeit, Timing und die Entwicklung der Fähigkeit, schnell auf eingehende Angriffe zu reagieren.

Fließende Übergänge: Kombinieren Sie den Low Block mit anderen Verteidigungs- und Offensivtechniken, um fließende Übergänge zu schaffen. Arbeiten Sie an einem reibungslosen Übergang vom Blocken zum Gegenangriff oder anschließenden Verteidigungsbewegungen.

10   Hochblock   (Gau   Kiu):Eine

Verteidigungstechnik, die verwendet wird, um eingehende hohe Schläge abzuwehren oder abzuwehren. Der Hohe Block, im Kung Fu als Gau Kiu bekannt, ist eine Verteidigungstechnik, die dazu dient, eingehende hohe Schläge abzuwehren oder abzuwehren. Es wurde entwickelt, um Ihren Oberkörper, insbesondere Kopf, Hals und Oberkörper, vor Schlägen wie Schlägen oder auf diese Bereiche gerichteten Schlägen zu schützen. Hier ist eine detaillierte Aufschlüsselung der High-Block-Technik:
Der Hohe Block, im Kung Fu als Gau Kiu bekannt, ist eine Verteidigungstechnik, die dazu dient, eingehende hohe Schläge abzuwehren oder abzuwehren. Es wurde entwickelt, um Ihren Oberkörper, insbesondere Kopf, Hals und Oberkörper, vor Schlägen wie Schlägen oder auf diese Bereiche gerichteten Schlägen zu schützen. Hier ist eine detaillierte Aufschlüsselung der High-Block-Technik:

Haltung: Beginnen Sie mit einer ausgeglichenen und stabilen Haltung, z. B. einer Vorderhaltung oder einer modifizierten Pferdehaltung. Halten Sie Ihre Füße schulterbreit auseinander, die Knie leicht gebeugt und Ihr Körper entspannt, aber bereit.

Handposition: Positionieren Sie Ihre Arme in einer Schutzposition, mit geschlossenen Fäusten und etwa im 90-Grad-Winkel gebeugten Ellbogen. Platzieren Sie Ihre Hände vor Ihrem Gesicht, wobei Ihre Handflächen nach innen zeigen und Ihre Fäuste seitlich an Ihrer Stirn positioniert sind.

Bewegung: Wenn Sie den hohen Block ausführen, leiten Sie die Bewegung von Ihren Ellbogen und Unterarmen aus ein. Führen Sie gleichzeitig Ihre Unterarme in einer diagonalen Bewegung über Ihren Körper nach oben und außen. Die Blockierbewegung sollte fest, kontrolliert und schnell ausgeführt werden.

Blockierfläche: Die Blockierfläche in einem High Block ist der äußere oder obere Teil Ihres Unterarms. Positionieren Sie es so, dass es eingehende Schläge oder Schläge, die auf Ihren Oberkörper gerichtet sind, abfängt und abwehrt.

Winkel und Position: Positionieren Sie Ihren blockierenden Unterarm in einem diagonalen Winkel, um den eingehenden Schlag effektiv abzufangen. Der genaue Winkel und die genaue Position hängen von der Richtung und Höhe des Angriffs ab. Üben Sie, den Winkel und die Position an verschiedene Szenarien anzupassen.

Timing: Passen Sie Ihren High Block so an, dass

er dem ankommenden Schlag im optimalen Moment begegnet. Führen Sie den Block direkt vor dem Angriff aus, um den Angriff effektiv abzufangen und umzuleiten.

Rückstoß: Bringen Sie Ihren Unterarm nach dem Block schnell wieder in die Ausgangsposition zurück. Halten Sie die Bereitschaft für weitere Abwehrmaßnahmen oder Gegenangriffe aufrecht.

Gleichgewicht und Haltung: Behalten Sie während der Ausführung des High Blocks einen guten Sinn für Gleichgewicht und Haltung bei. Halten Sie Ihre Knie leicht gebeugt und Ihren Oberkörper aufrecht, um Stabilität und Kontrolle zu verbessern.

Atmung: Koordinieren Sie Ihre Atmung mit der Ausführung des Blocks. Atmen Sie während des Blocks auf natürliche Weise aus, was die Konzentration und Entspannung fördert.

Zielbereich: Der Hohe Block wird hauptsächlich zur Abwehr von Schlägen verwendet, die auf Ihren Oberkörper gerichtet sind, wie z. B. Schläge oder Schläge, die auf Ihren Kopf, Hals oder die Brust zielen. Üben Sie Kontrolle und Genauigkeit, um den Angriff effektiv abzuwehren.

Übungsübungen: Trainieren Sie mit einem Partner oder mit Fokushandschuhen, um Ihre High-Block-Technik zu üben und zu verfeinern. Konzentrieren Sie sich auf Genauigkeit, Timing und die Entwicklung der Fähigkeit, schnell auf eingehende Angriffe zu reagieren.

Fließende Übergänge: Kombinieren Sie den High Block mit anderen Verteidigungs- und Offensivtechniken, um fließende Übergänge zu schaffen. Arbeiten Sie an einem reibungslosen Übergang vom Blocken zum Gegenangriff oder anschließenden Verteidigungsbewegungen.

11 Sweeping Leg Takedown (Chen Tui):Eine Technik, die dazu dient, das Bein des Gegners zu fegen und ihn zu Boden zu bringen.

Der Sweeping Leg Takedown, im Kung Fu als Chen Tui bekannt, ist eine Technik, mit der das Bein des Gegners gefegt und zu Boden gebracht wird. Es ist eine wirksame Methode, um einen Gegner aus dem Gleichgewicht zu bringen und im Nahkampf die Kontrolle zu erlangen. Hier ist eine detaillierte Aufschlüsselung der Sweeping Leg Takedown-Technik:

Haltung: Beginnen Sie mit einer ausgeglichenen

und stabilen Haltung, z. B. einer Vorderhaltung oder einer modifizierten Pferdehaltung. Halten Sie Ihre Füße schulterbreit auseinander, die Knie leicht gebeugt und Ihr Körper entspannt, aber bereit.

Greifen und Kontrollieren: Stellen Sie vor dem Schwungversuch sicher, dass Sie den Oberkörper oder die Arme des Gegners festhalten oder kontrollieren. Dieser Griff hilft Ihnen, die Kontrolle zu behalten und das Gleichgewicht während des Takedowns zu stören.

Timing und Ablenkung: Sorgen Sie für eine vorübergehende Ablenkung oder bringen Sie den Gegner aus dem Gleichgewicht, um ihn für den Sweep anfällig zu machen. Dies kann durch Finten, Schläge oder die Umlenkung ihrer Energie geschehen.

Beinplatzierung: Positionieren Sie Ihr geschwungenes Bein auf derselben Seite wie Ihre Greifhand. Es sollte außerhalb des Beins des Gegners positioniert werden, damit Sie dessen Bein effektiv von außen fegen können.

Schwungbewegung: Schwingen Sie Ihr Schwungbein mit einer schnellen und fließenden Bewegung in einer halbkreisförmigen oder hakenden Bewegung und zielen Sie darauf ab, die Rückseite des Standbeins des Gegners zu treffen. Behalten Sie die Kontrolle über den Oberkörper oder die Arme, um das Gleichgewicht weiter zu stören.

Krafterzeugung: Erzeugen Sie Kraft für den Schwung, indem Sie Ihre Hüft- und Rumpfrotation nutzen. Koordinieren Sie die Bewegung Ihrer Hüften und Ihres Oberkörpers mit dem Schwung Ihres geschwungenen Beins, um die Kraft des Takedowns zu maximieren.

Durchhalten: Wenn Ihr ausschlagendes Bein das Bein des Gegners berührt, setzen Sie die ausschlagende Bewegung fort, indem Sie durch das Bein des Gegners fahren, wodurch dieser das Gleichgewicht verliert und zu Boden fällt. Achten Sie darauf, während der gesamten Bewegung Ihr eigenes Gleichgewicht und Ihre Kontrolle zu bewahren.

Behalten Sie die Kontrolle: Sobald der Gegner zu Boden geht, stellen Sie sicher, dass Sie die Kontrolle über seinen Oberkörper oder seine Arme behalten, um zu verhindern, dass er sich schnell erholt oder kontert.

Schützen Sie sich: Seien Sie sich bei der

Ausführung des Takedowns der Möglichkeit bewusst, dass der Gegner kontern oder versuchen könnte, Sie festzuhalten. Behalten Sie eine gute Haltung bei und seien Sie bereit, sich zu verteidigen oder in eine vorteilhaftere Position zu wechseln.

Übungsübungen: Trainieren Sie mit einem Partner, um Ihre Sweeping Leg Takedown-Technik zu üben und zu verfeinern. Beginnen Sie mit langsamen und kontrollierten Bewegungen, bevor Sie zu dynamischeren und realistischeren Szenarien übergehen.

Timing und Beinarbeit: Entwickeln Sie das richtige Timing und die richtige Beinarbeit, um den Schwung effektiv auszuführen. Üben Sie, die Bewegungen des Gegners zu antizipieren und Ihre Beinarbeit zu nutzen, um sich für einen erfolgreichen Takedown zu positionieren.

Sicherheit und Kontrolle: Beim Training des Sweeping Leg Takedown legen Sie Wert auf Sicherheit und Kontrolle. Erhöhen Sie schrittweise die Geschwindigkeit und Intensität des Takedowns, während Sie an Kompetenz und Selbstvertrauen gewinnen.

12 Reverse Punch (Fan Chong Chui): Ein Schlag, der mit der hinteren Hand

ausgeführt wird und durch die Drehung der Hüfte und des Rumpfes Kraft erzeugt.

Der Reverse Punch, im Kung Fu als Fan Chong Chui bekannt, ist ein kraftvoller Schlag, der mit der hinteren Hand ausgeführt wird. Es erzeugt Kraft aus der Rotation der Hüfte und des Rumpfes. Diese Technik wird häufig in der Kampfkunst eingesetzt, um starke und präzise Schläge auszuführen. Hier ist eine detaillierte Aufschlüsselung der Reverse Punch-Technik:

Haltung: Beginnen Sie mit einer ausgeglichenen und stabilen Haltung, z. B. einer Vorderhaltung oder einer modifizierten Pferdehaltung. Halten Sie Ihre Füße schulterbreit auseinander, die Knie leicht gebeugt und Ihr Körper entspannt, aber bereit.

Handposition: Positionieren Sie Ihre Führungshand (die Hand auf der gleichen Seite wie Ihr Führungsbein) leicht vor Ihrem Gesicht, wobei der Ellbogen etwa im 90-Grad-Winkel angewinkelt ist. Halten Sie Ihre hintere Hand (auf der gegenüberliegenden Seite) nah an Ihrem Kinn, um Ihr Gesicht zu schützen.

Gewichtsverlagerung: Leiten Sie den Schlag ein, indem Sie Ihr Gewicht vom Vorderbein auf das Hinterbein verlagern. Während Sie Ihr Gewicht nach hinten verlagern, drehen Sie Ihre Hüften und Ihren Oberkörper in Schlagrichtung. Diese Hüft- und Rumpfrotation erzeugt Kraft für den Schlag.

Chambering: Während Sie Ihre Hüften und Ihren Oberkörper drehen, ziehen Sie gleichzeitig Ihre hintere Hand zurück in Richtung Hüfte. Diese Position ist die Kammerposition und bereitet Ihre Hand auf den Schlag vor.

Streckung: Strecken Sie aus der Kammerposition Ihre hintere Hand in einer geraden Linie nach vorne und drehen Sie dabei Schulter, Arm und Faust, während Sie den Schlag ausführen. Drehen Sie beim Ausstrecken Ihre Handfläche nach unten und richten Sie Ihre Knöchel auf den Aufprall aus.

Schlagfläche: Die Schlagfläche bei einem Reverse Punch sind die ersten beiden Fingerknöchel Ihrer geschlossenen Faust. Diese Knöchel sind mit Ihrem Zeige- und Mittelfinger ausgerichtet. Versuchen Sie, mit den ersten beiden Knöcheln zu schlagen, um optimale Kraft und Ausrichtung zu erzielen.

Armausrichtung: Stellen Sie sicher, dass Ihre Schulter, Ihr Ellbogen, Ihr Handgelenk und Ihre

Knöchel in einer Linie sind, wenn Sie Ihren Arm ausstrecken. Diese Ausrichtung optimiert die Kraftübertragung und verringert das Verletzungsrisiko.

Rückstoß: Nachdem der Schlag gelandet ist oder seine maximale Ausdehnung erreicht hat, ziehen Sie Ihre Hand schnell zurück in die Kammerposition. Halten Sie das Gleichgewicht und die Bereitschaft für weitere Angriffe oder Verteidigungsmaßnahmen aufrecht.

Atmung: Koordinieren Sie Ihre Atmung mit der Ausführung des Schlages. Atmen Sie kräftig aus, während Sie Ihren Arm ausstrecken, was dabei hilft, Kraft zu erzeugen und die Konzentration aufrechtzuerhalten.

Genauigkeit und Präzision: Konzentrieren Sie sich auf präzise und präzise Schläge. Versuchen Sie, das Ziel mit den ersten beiden Knöcheln Ihrer Faust zu treffen, und konzentrieren Sie sich dabei auf bestimmte Bereiche wie Kiefer, Schläfe oder Solarplexus.

Schutz und Gleichgewicht: Halten Sie Ihre nicht schlagende Hand hoch, um Ihr Gesicht zu schützen und während der Ausführung des Reverse Punch ein gutes Gleichgewichts- und

Haltungsgefühl zu bewahren. Achten Sie darauf, dass Ihr Standbein leicht gebeugt ist und Ihr Oberkörper zur Stabilität aufrecht bleibt.

Übungsübungen: Trainieren Sie mit einem Partner oder mit Fokushandschuhen, um Ihre Reverse-Punch-Technik zu üben und zu verfeinern. Konzentrieren Sie sich auf Genauigkeit, Timing und die Erzeugung von Kraft durch die richtige Körpermechanik.

Geschwindigkeit und Kraft: Konzentrieren Sie sich durch konsequentes Üben darauf, die Geschwindigkeit und Kraft Ihres Reverse Punch zu verbessern. Entwickeln Sie die Fähigkeit, schnelle und explosive Schläge auszuführen und dabei die richtige Technik und Kontrolle beizubehalten.

13 Spinning Back Kick (Diu Tui):

Ein kraftvoller Tritt, der durch Drehen des Körpers und Schlagen des Gegners mit der Fußferse ausgeführt wird.

Der Spinning Back Kick, im Kung Fu als Diu Tui bekannt, ist ein kraftvoller und dynamischer Tritt, der durch Drehen des Körpers und Schlagen des Gegners mit der Fußferse ausgeführt wird. Es handelt sich um eine wirksame Technik, die in verschiedenen Kampfsportstilen sowohl für Angriffs- als auch für Verteidigungszwecke eingesetzt wird. Hier ist eine detaillierte Aufschlüsselung der Spinning-Back-Kick-Technik:

Haltung: Beginnen Sie mit einer ausgeglichenen und stabilen Haltung, z. B. einer Vorderhaltung oder einer modifizierten Pferdehaltung. Halten Sie Ihre Füße schulterbreit auseinander, die Knie leicht gebeugt und Ihr Körper entspannt, aber bereit.

Vorbereitung: Positionieren Sie sich so, dass sich Ihr Gegner in Schlagreichweite befindet. Konzentrieren Sie sich weiterhin auf Ihr Ziel und bleiben Sie gleichzeitig wachsam, um sich selbst zu schützen.

Chambering: Während Sie sich auf den Spinning Back Kick vorbereiten, drehen Sie Ihren Körper in die entgegengesetzte Richtung zum Kick. Heben Sie das Knie des Trittbeins in Richtung Brust und beugen Sie es im 90-Grad-Winkel. Diese Kammerposition bereitet Sie auf den Tritt vor.

Rotation: Leiten Sie die Drehung ein, indem Sie sich auf dem Fußballen Ihres Standfußes drehen. Drehen Sie Ihren Körper in die entgegengesetzte Richtung zum Tritt und nutzen Sie dabei die Kraft Ihrer Hüften und Ihres Rumpfes, um Schwung zu erzeugen.

Kick Extension: Während sich Ihr Körper dreht, strecken Sie Ihr Kickbein kraftvoll in einer geraden Linie aus und schlagen den Gegner mit der Ferse Ihres Fußes. Halten Sie Ihre Zehen nach hinten gezogen und Ihren Knöchel blockiert, um optimale Schlagkraft und Genauigkeit zu erzielen.

Schlagfläche: Die Schlagfläche bei einem Spinning Back Kick ist die Ferse Ihres Fußes. Versuchen Sie, den Gegner mit der Rückseite Ihrer Ferse zu treffen, und konzentrieren Sie sich dabei auf gefährdete Bereiche wie die Körpermitte, die Rippen oder den Kopf.

Hüft- und Rumpfrotation: Koordinieren Sie die

Rotation Ihrer Hüften und Ihres Rumpfes mit der Kick-Extension. Diese Rotation erzeugt zusätzliche Kraft und verleiht dem Tritt Schwung, wodurch seine Wirksamkeit erhöht wird.

Genauigkeit und Präzision: Konzentrieren Sie sich auf präzise und präzise Schläge. Stellen Sie sich Ihr Ziel vor und versuchen Sie, es mit der Ferse Ihres Fußes zu treffen. Konzentrieren Sie sich dabei auf den spezifischen Bereich, den Sie anvisieren.
Rückstoß und Wiederherstellung: Nachdem der Tritt gelandet ist oder seine maximale Ausdehnung erreicht hat, bringen Sie Ihr Trittbein schnell zurück in die Kammerposition und finden Sie Ihr Gleichgewicht wieder. Halten Sie die Bereitschaft für weitere Angriffe oder Abwehrmaßnahmen aufrecht.

Schutz und Gleichgewicht: Halten Sie Ihre nicht tretende Hand hoch, um Ihr Gesicht zu schützen und während der Ausführung des Spinning Back Kicks einen guten Sinn für Gleichgewicht und Haltung zu bewahren. Halten Sie Ihr Standbein leicht gebeugt und Ihren Oberkörper aufrecht, um Stabilität zu gewährleisten.

Atmung: Koordinieren Sie Ihre Atmung mit der Ausführung des Tritts. Atmen Sie kräftig aus, während Sie Ihr Bein ausstrecken. Dies hilft dabei, Kraft zu erzeugen und die Konzentration aufrechtzuerhalten.

Übungsübungen: Trainieren Sie mit einem Partner oder mit Fokushandschuhen, um Ihre Spinning-Back-Kick-Technik zu üben und zu verfeinern. Konzentrieren Sie sich auf Genauigkeit, Timing und die Erzeugung von Kraft durch die richtige Körpermechanik.

Flexibilität und Rumpfstärke: Entwickeln Sie durch regelmäßige Dehnübungen die Flexibilität Ihrer Hüftbeuger und Beinmuskeln. Konzentrieren Sie sich außerdem auf das Training der Rumpfmuskulatur, um die Rotationskraft Ihres Tritts zu verbessern.

14 Tigerklauenschlag (Hu Zhua Chui):Ein klauenähnlicher Schlag mit den Fingern und der Handfläche, der auf Weichteilbereiche zielt.

Der Tigerklauenschlag, im Kung Fu als Hu Zhua Chui bekannt, ist eine Schlagtechnik, die einer Klaue ähnelt, bei der die Finger und die Handfläche eingesetzt werden. Es handelt sich um einen aggressiven und vielseitigen Schlag, der oft verwendet wird, um auf Weichteilbereiche des Körpers des Gegners zu zielen. Hier ist eine detaillierte Aufschlüsselung der Tiger Claw Strike-Technik:

Handposition: Beginnen Sie damit, eine klauenartige Handform zu formen, wobei Ihre Finger leicht gebeugt sind und Ihre Fingerspitzen in Richtung des Ziels zeigen. Halten Sie Ihren Daumen zur Unterstützung und Stabilität leicht eingeklemmt.

Griff und Ausrichtung: Stellen Sie sicher, dass Ihre Finger ausgerichtet und leicht gespreizt sind, so dass sie den ausgestreckten Krallen eines Tigers ähneln. Die Fingerspitzen und Nägel sollten die primären Schlagpunkte sein.

Zielauswahl: Der Tiger Claw Strike zielt darauf ab, Weichteilbereiche des Körpers des Gegners anzugreifen. Zu den häufigsten Zielen gehören Gesicht, Augen, Hals, Hals, Leistengegend oder andere gefährdete Bereiche in Schlagreichweite.

Schlagbewegung: Führen Sie den Schlag aus, indem Sie Ihren Arm mit einer schnellen und kontrollierten Bewegung ausstrecken. Konzentrieren Sie sich darauf, Ihre Finger auszustrecken und die Schlagfläche (Fingerspitzen und Handfläche) in Richtung des Ziels zu bewegen.

Harken- oder Greifbewegung: Der Tigerklauenschlag kann als Harkenbewegung ausgeführt werden, bei der die Finger über das Ziel kratzen oder streichen, was Schmerzen und Unbehagen verursacht. Alternativ kann es als Greif- oder Krallbewegung verwendet werden, bei der sich die Finger in das Ziel graben, um Schaden zuzufügen und den Gegner zu kontrollieren.

Durchhalten: Nachdem Sie das Ziel berührt haben, ziehen Sie Ihre Hand schnell zurück und behalten Sie die Kontrolle über die Situation. Seien Sie darauf vorbereitet, weitere Angriffe oder Verteidigungsmaßnahmen durchzuführen.

Genauigkeit und Präzision: Konzentrieren Sie sich auf die Ausführung präziser Schläge. Zielen Sie darauf, das beabsichtigte Ziel mit den Fingerspitzen oder der Handfläche Ihres Tiger Claw Strike zu treffen, und konzentrieren Sie sich dabei auf bestimmte Bereiche, um eine maximale Wirkung zu erzielen.

Timing und Distanz: Entwickeln Sie das richtige Timing und die richtige Einschätzung der Distanz, um den Tiger Claw Strike effektiv auszuführen. Üben Sie, die Bewegungen des Gegners zu antizipieren und passen Sie Ihren Schlag entsprechend an.

Schutz und Gleichgewicht: Halten Sie Ihre nicht schlagende Hand hoch, um Ihr Gesicht zu schützen und während der Ausführung des Schlags ein gutes Gleichgewichts- und Haltungsgefühl zu bewahren. Bleiben Sie wachsam und bereit, sich gegen Gegenangriffe zu verteidigen.

Atmung: Koordinieren Sie Ihre Atmung mit der Ausführung des Schlages. Atmen Sie beim Schlagen auf natürliche Weise aus, was dabei hilft, Kraft zu erzeugen und die Konzentration aufrechtzuerhalten.

Übungsübungen: Trainieren Sie mit einem Partner oder üben Sie auf Zielscheiben, um Ihre Tiger Claw Strike-Technik zu verfeinern. Konzentrieren Sie sich auf Genauigkeit, Timing und die Erzeugung von Kraft durch die richtige Körpermechanik.

Kontrolle und Sicherheit: Üben Sie beim Üben des Tiger Claw Strike Kontrolle und sorgen Sie für Sicherheit. Erhöhen Sie nach und nach die Intensität Ihrer Schläge, wenn Sie sich wohler und geschickter fühlen.

15 Schlangenhandschlag (She Shou Chui):Ein schneller und präziser Schlag, der mit ausgestreckten Fingern und einer Hand, die einem Schlangenkopf ähnelt, ausgeführt wird.

Der Schlangenhandschlag, im Kung Fu als She Shou Chui bekannt, ist ein schneller und präziser Schlag, der mit ausgestreckten Fingern und einer Hand, die einem Schlangenkopf ähnelt, ausgeführt wird. Es handelt sich um eine trügerische und vielseitige Technik, mit der gefährdete Körperbereiche des Gegners gezielt angegriffen werden. Hier ist eine detaillierte Aufschlüsselung der Snake Hand Strike-Technik:

Handposition: Strecken Sie zunächst Ihre Finger aus, halten Sie sie eng beieinander und leicht gebeugt. Die Hand sollte die Form eines Schlangenkopfes haben, wobei die Fingerspitzen den Schlagpunkt bilden.

Zielauswahl: Der Snake Hand Strike wird normalerweise verwendet, um lebenswichtige Bereiche des Körpers des Gegners anzugreifen, wie zum Beispiel die Augen, den Hals, den Solarplexus oder Nervenbündel. Für maximale Wirksamkeit auf weiche und empfindliche Bereiche zielen.

Schlagbewegung: Führen Sie den Schlag aus, indem Sie Ihren Arm schnell und kontrolliert ausstrecken. Konzentrieren Sie sich darauf, die Fingerspitzen nach vorne zu bewegen und darauf zu zielen, das Ziel präzise zu durchdringen oder zu treffen.

Präzision und Genauigkeit: Achten Sie bei Ihren Schlägen auf Präzision und Genauigkeit. Versuchen Sie, mit den Fingerspitzen Ihres Snake Hand Strike das gewünschte Ziel zu treffen, und konzentrieren Sie sich dabei auf bestimmte Bereiche, um die Wirkung zu maximieren.

Geschwindigkeit und Täuschung: Betonen Sie Geschwindigkeit und Täuschung bei Ihren Schlangenhandschlägen. Führen Sie schnelle und unerwartete Bewegungen aus, um Ihren Gegner zu überraschen und es schwieriger zu machen, Ihre Schläge zu antizipieren oder abzuwehren.

Rückstoß und Bereitschaft: Nachdem Sie Kontakt mit dem Ziel hergestellt haben, ziehen Sie Ihre Hand schnell zurück und kehren Sie in eine Bereitschaftsposition zurück. Behalten Sie Ihre Konzentration bei und seien Sie auf weitere Angriffe oder Verteidigungsmaßnahmen vorbereitet.

Timing und Distanz: Entwickeln Sie ein Gespür für Timing und Distanzeinschätzung, um den Snake Hand Strike effektiv auszuführen. Üben Sie Ihre Schläge aus verschiedenen Entfernungen, um die richtige Reichweite und das erforderliche Timing abzuschätzen.

Schutz und Gleichgewicht: Halten Sie Ihre nicht schlagende Hand hoch, um Ihr Gesicht zu schützen und während der Ausführung des Schlags ein gutes Gleichgewichts- und Haltungsgefühl zu bewahren. Bleiben Sie wachsam und bereit, sich gegen Gegenangriffe zu verteidigen.

Atmung: Koordinieren Sie Ihre Atmung mit der Ausführung des Schlages. Atmen Sie beim Schlagen auf natürliche Weise aus, was dabei hilft, Kraft zu erzeugen und die Konzentration aufrechtzuerhalten.

Übungsübungen: Trainieren Sie mit einem Partner oder üben Sie auf Zielpolstern, um Ihre Snake Hand Strike-Technik zu verfeinern. Konzentrieren Sie sich auf Genauigkeit, Timing und die Erzeugung von Kraft durch die richtige Körpermechanik.

Kontrolle und Sicherheit: Üben Sie beim Üben des Snake Hand Strike Kontrolle und sorgen Sie für Sicherheit. Erhöhen Sie nach und nach die Intensität Ihrer Schläge, wenn Sie sich wohler und geschickter fühlen.

Bewusstsein und Anpassungsfähigkeit: Entwickeln Sie ein Bewusstsein für die Bewegungen des Gegners und passen Sie Ihre Snake Hand Strikes entsprechend an. Beobachten Sie Lücken und Schwachstellen in ihrer Verteidigung, um die Wirksamkeit Ihrer Angriffe zu maximieren.

16 Wing Chun Kettenschlag (Yong Chun Sao Chui): Eine schnelle Folge gerader Schläge aus einer Nahkampfposition.

Der Wing Chun Kettenschlag, im Kung Fu als Yong Chun Sao Chui bekannt, ist eine schnelle Folge gerader Schläge, die aus einer Nahkampfposition ausgeführt werden. Es handelt sich um eine typische Technik des Wing Chun Kung Fu, die für ihre Geschwindigkeit, Präzision und ihren unerbittlichen Angriff bekannt ist. Hier ist eine detaillierte Aufschlüsselung der Wing Chun Chain Punch-Technik:

Haltung: Beginnen Sie mit einer ausgewogenen und stabilen Wing Chun-Haltung, wie der Yee Jee Kim Yeung Ma- oder der Bil Jee-Haltung. Halten Sie Ihre Füße schulterbreit auseinander, die Knie leicht gebeugt und Ihr Körper entspannt, aber bereit.

Fokus auf die Mittellinie: Wing Chun betont das Konzept der Mittellinie, einer imaginären Linie, die durch die Mitte Ihres Körpers verläuft. Richten Sie Ihre Schläge entlang dieser Linie aus, um Effizienz und Genauigkeit zu maximieren.

Schutzposition: Platzieren Sie Ihre führende Hand in einer hohen Schutzposition, nahe Ihrem Gesicht und entlang der Mittellinie. Halten Sie Ihre hintere Hand nah an Ihrer Brust, um Ihren Körper zu schützen.

Schnelle Abfolge: Führen Sie mit beiden Händen eine schnelle Reihe gerader Schläge aus, abwechselnd mit der vorderen und hinteren Hand. Jeder Schlag sollte schnell und präzise ausgeführt werden, um minimales Telegrafieren und maximale Effizienz zu ermöglichen.

Handpositionierung: Während eine Hand nach vorne schlägt, zieht sich die andere Hand in die Schutzposition zurück. Die Schläge sollten von der Schulter ausgehen und den Arm entlang der Mittellinie strecken. Halten Sie Ihre Schläge kompakt und gerade und minimieren Sie unnötige Bewegungen.

Hüft- und Rumpfrotation: Koordinieren Sie die Rotation Ihrer Hüften und Ihres Rumpfes bei jedem Schlag. Erzeugen Sie Kraft, indem Sie die Rotation von Ihrem Rumpf aus antreiben und diese über Ihre Schultern und in Ihre Arme übertragen. Diese Rotationskraft erhöht die Wirkung und Geschwindigkeit Ihrer Schläge.

Atmung: Koordinieren Sie Ihre Atmung mit der Ausführung der Kettenschläge. Atmen Sie bei jedem Schlag kräftig aus, um Kraft zu erzeugen und die Konzentration aufrechtzuerhalten.

Genauigkeit und Präzision: Konzentrieren Sie sich auf die Bereitstellung präziser und präziser Schläge. Versuchen Sie, mit den ersten beiden Fingerknöcheln Ihrer geschlossenen Faust das gewünschte Ziel zu treffen, und konzentrieren Sie sich dabei auf bestimmte Bereiche wie den Solarplexus, den Kiefer oder das Kinn.

Kontinuierlicher Fluss: Sorgen Sie für einen kontinuierlichen Schlagfluss und minimieren Sie Pausen zwischen den Schlägen. Dieser unerbittliche Angriff übt Druck auf Ihren Gegner aus, stört seinen Rhythmus und schafft Möglichkeiten für weitere Folgetechniken.

Schutz und Verteidigung: Behalten Sie mit Ihrer nicht schlagenden Hand eine solide Schutzposition bei und schützen Sie so Ihr Gesicht und Ihren Körper. Seien Sie sich möglicher Gegenangriffe bewusst und seien Sie bereit, die Angriffe des Gegners abzuwehren oder umzulenken.

Kernkraft und Kondition: Entwickeln Sie die

Kernkraft durch Übungen wie Planks, Sit-ups und Rotationsübungen. Ein starker Kern verbessert die Stabilität, Kraft und Ausdauer bei der Ausführung des Wing Chun Chain Punch.

Übungsübungen: Trainieren Sie mit einem Partner oder mit Fokushandschuhen, um Ihre Wing Chun Chain Punch-Technik zu üben und zu verfeinern. Konzentrieren Sie sich darauf, Geschwindigkeit, Genauigkeit und Flüssigkeit bei Ihren Schlägen beizubehalten und gleichzeitig die richtige Form und Kontrolle beizubehalten.

Denken Sie daran, dass die Beherrschung des Wing Chun Chain Punch konsequentes Üben, Liebe zum Detail und die Anleitung eines qualifizierten Lehrers erfordert. Sie können individuelles Feedback geben, technische Fehler korrigieren und Ihnen dabei helfen, Ihre Schlagfähigkeiten für maximale Effektivität zu verfeinern.

17 Butterfly Kick (Hudie Tui): Ein komplexer akrobatischer Tritt, der eine Drehbewegung des Körpers und eine Drehung in der Luft beinhaltet.

Der Butterfly Kick, im Kung Fu als Hudie Tui bekannt, ist ein komplexer akrobatischer Tritt, der eine Drehbewegung des Körpers und eine Rotation in der Luft beinhaltet. Es handelt sich um eine visuell beeindruckende Technik, die Beweglichkeit, Koordination und Athletik unter Beweis stellt. Hier ist eine detaillierte Aufschlüsselung der Butterfly-Kick-Technik:

Haltung: Beginnen Sie mit einer ausgeglichenen und stabilen Haltung, z. B. einer modifizierten Pferdehaltung oder einer leichten Hocke. Halten Sie Ihre Füße schulterbreit auseinander, die Knie leicht gebeugt und Ihr Körper entspannt, aber bereit.

Aufbau und Timing: Bewerten Sie die Distanz und das Timing, die für den Butterfly Kick erforderlich sind. Dieser Tritt wird normalerweise als Gegenangriff oder als Teil einer Kombination ausgeführt. Achten Sie also auf die Bewegungen des Gegners und schaffen Sie eine Möglichkeit, den Tritt auszuführen.

Springen: Starten Sie den Butterfly Kick, indem Sie mit beiden Beinen in die Luft springen. Stoßen Sie mit Kraft und Explosivität vom Boden ab, um an Höhe und Distanz zu gewinnen.

Körperpositionierung: Ziehen Sie beim Springen Ihre Knie in Richtung Brust und bringen Sie Ihre Füße nah zusammen, sodass Sie den Flügeln eines Schmetterlings ähneln. Diese Position ermöglicht eine einfachere Drehung und verbessert die Kontrolle beim Abstoß.

Drehbewegung: Während der Trittphase in der Luft eine Drehbewegung des Körpers einleiten. Drehen Sie Ihre Hüften, Ihren Oberkörper und Ihre Schultern in die entgegengesetzte Richtung zu Ihrem Sprung, um die Drehung für den Butterfly Kick zu erzeugen.

Kick Extension: Während sich Ihr Körper in der Luft dreht, strecken Sie ein Bein nach außen und führen Sie eine Kickbewegung aus. Das gestreckte Bein sollte gerade und parallel zum Boden sein und Kontrolle und Präzision unter Beweis stellen.

Trittfläche: Die Schlagfläche bei einem Butterfly Kick ist normalerweise die Innenkante Ihres

Fußes, in der Nähe des Fußgewölbes. Variationen können jedoch auch das Schlagen mit dem Fußballen oder sogar der Ferse sein, je nach persönlicher Vorliebe und Stil.

Erkennen: Behalten Sie den Fokus und erkennen Sie Ihren Landepunkt, während Sie sich in der Luft drehen. Dies trägt dazu bei, die Kontrolle und das Gleichgewicht während des gesamten Abstoßes aufrechtzuerhalten und sorgt für eine sichere Landung.

Landung: Wenn Sie die Drehung abgeschlossen haben und der Tritt seine maximale Ausdehnung erreicht, bereiten Sie sich auf eine sanfte und kontrollierte Landung vor. Strecken Sie Ihre Beine aus, um den Aufprall abzufedern und beim Aufsetzen das Gleichgewicht zu halten.

Flexibilität und Kondition: Entwickeln Sie durch regelmäßige Dehnübungen die Flexibilität Ihrer Hüften, Beine und Ihres Rumpfes. Stärken Sie Ihre Unterkörper- und Rumpfmuskulatur, um Stabilität und Kontrolle beim Butterfly Kick zu verbessern.

Sicherheit und Fortschritt: Üben Sie den Butterfly Kick in einer kontrollierten und sicheren Umgebung und stellen Sie sicher, dass

Sie über die nötige Kraft, Flexibilität und Geschicklichkeit verfügen, um die Technik sicher auszuführen. Machen Sie schrittweise Fortschritte, beginnen Sie mit grundlegenden Variationen und gehen Sie mit zunehmender Kompetenz zu komplexeren Formen über.

Übungsübungen: Trainieren Sie mit einem qualifizierten Trainer oder erfahrenen Partner, der Ihnen Anleitung und Feedback geben kann. Verwenden Sie in der Anfangsphase des Lernens Fallschutzmatten oder andere gepolsterte Oberflächen, um Sicherheit zu gewährleisten und Selbstvertrauen aufzubauen.

Denken Sie daran, dass die Beherrschung des Butterfly Kicks umfangreiche Übung, Hingabe und Anleitung durch einen qualifizierten Trainer erfordert. Um Verletzungen vorzubeugen und eine stetige Verbesserung sicherzustellen, sollten die richtigen Abläufe und Sicherheitsvorkehrungen befolgt werden.

18 Iron Palm Strike (Tie Zhang Chui):Ein spezieller Schlag, der durch strenges Training entwickelt wurde, um die Handfläche für maximale Wirkung zu stärken.

Der Iron Palm Strike, im Kung Fu als Tie Zhang Chui bekannt, ist ein spezieller Schlag, der durch strenges Training entwickelt wurde, um die Handfläche für maximale Wirkung zu stärken. Es handelt sich um eine kraftvolle Technik, die sich darauf konzentriert, die Handfläche zu konditionieren, die Schlagkraft zu steigern und verheerende Schläge auszuführen. Hier ist eine detaillierte Aufschlüsselung der Iron Palm Strike-Technik:

Vorbereitung: Bereiten Sie Ihren Körper zunächst auf das Training vor, das zur Entwicklung des Iron Palm Strike erforderlich ist. Dazu gehören in der Regel Konditionsübungen zur Stärkung der Hand, des Handgelenks und des Unterarms sowie zum Aufbau der allgemeinen körperlichen Fitness.

Handkonditionierung: Beginnen Sie mit grundlegenden Handkonditionierungsübungen, um die Haut zu stärken und die Handfläche zu stärken. Dazu kann das Schlagen auf einen Sandsack oder ein Konditionierungsbrett gehören, wobei die Intensität im Laufe der Zeit allmählich gesteigert wird. Tragen Sie Kräutersalben oder Dit da Jow auf, um die Heilung und Widerstandsfähigkeit zu fördern.

Knochenkonditionierung: Integrieren Sie Knochenkonditionierungstechniken, um die Knochen in Ihrer Hand zu stärken und sie widerstandsfähiger gegen Stöße zu machen. Dabei kann es darum gehen, mit kontrollierter Kraft und allmählich zunehmender Intensität auf verschiedene Oberflächen zu schlagen, beispielsweise auf Eisenstangen oder mit Kieselsteinen gefüllte Sitzsäcke.

Techniktraining: Konzentrieren Sie sich bei der Ausführung des Iron Palm Strike auf die richtige Technik. Halten Sie Ihre Hand entspannt, aber fest, mit leicht gebeugten Fingern und leicht gewölbter Handfläche. Die Schlagfläche ist in erster Linie der Handballen, nahe der Fingerbasis.

Körperausrichtung: Richten Sie Ihren Körper richtig aus, um beim Schlag maximale Kraft zu erzeugen. Koordinieren Sie die Bewegung Ihrer Hüften, Ihres Rumpfes und Ihres Arms, um durch den Handflächenschlag Kraft von Ihrem Unterkörper zu übertragen.

Atemkontrolle: Koordinieren Sie Ihren Atem mit der Ausführung des Schlags. Atmen Sie kräftig aus, während Sie den Iron Palm Strike ausführen, der dabei hilft, Kraft zu erzeugen und die Konzentration aufrechtzuerhalten.

Zielauswahl: Der Iron Palm Strike kann auf verschiedene Bereiche abzielen, beispielsweise auf den Rumpf, die Rippen oder den Kopf. Üben Sie Kontrolle und Genauigkeit, um mit der richtigen Kraft und Präzision zuzuschlagen.

Allmählicher Fortschritt: Beginnen Sie mit leichteren Schlägen und erhöhen Sie die Intensität und Kraft schrittweise, während Ihre Handkonditionierung fortschreitet. Vermeiden Sie es, den Prozess zu überstürzen, um Verletzungen vorzubeugen und eine ordnungsgemäße Entwicklung zu fördern.

Erholung und Heilung: Planen Sie zwischen den Trainingseinheiten ausreichend Zeit für Ruhe und Erholung ein, um Überanstrengung zu vermeiden und die Heilung zu fördern. Befolgen Sie die richtigen Handpflegetechniken, wie z. B. die Anwendung pflanzlicher Heilmittel und Handübungen, um die Gesundheit und Widerstandsfähigkeit Ihrer Handfläche zu erhalten.

Regelmäßiges Üben: Konstanz ist der Schlüssel zur Entwicklung des Iron Palm Strike. Üben Sie regelmäßig und konzentrieren Sie sich in bestimmten Trainingseinheiten auf die Technik und Konditionierung Ihrer Handfläche.

Sicherheitsvorkehrungen: Achten Sie während des Trainings auf Sicherheitsvorkehrungen. Um das Verletzungsrisiko zu minimieren, verwenden Sie geeignete Schutzausrüstung wie Handbandagen oder Handschuhe. Hören Sie auf Ihren Körper und wenden Sie sich an einen qualifizierten Trainer, wenn Sie Schmerzen oder Beschwerden verspüren.

Lassen Sie sich beraten: Es wird dringend empfohlen, sich von einem qualifizierten Trainer mit Erfahrung im Iron Palm-Training beraten zu lassen. Sie können personalisierte Trainingsprogramme bereitstellen, technische Fehler korrigieren und sicherstellen, dass Ihr Training sicher und effektiv verläuft.

19 Drache fegt seinen Schwanz (Long Xie Wei Bu):Eine schwungvolle Bewegung mit dem Bein, die die Bewegung eines Drachenschwanzes imitiert.

Der Drache fegt seinen Schwanz, im Kung Fu als Long Xie Wei Bu bekannt, ist eine ausladende Bewegung, die mit dem Bein ausgeführt wird und die Bewegung eines Drachenschwanzes imitiert. Es handelt sich um eine dynamische und flüssige Technik, die dazu dient, Gegner aus dem Gleichgewicht zu bringen und Möglichkeiten für weitere Angriffe zu schaffen. Hier ist eine detaillierte Aufschlüsselung der Dragon Sweeps Its Tail-Technik:

Haltung: Beginnen Sie mit einer ausgeglichenen und stabilen Haltung, z. B. einer Vorderhaltung oder einer modifizierten Pferdehaltung. Halten Sie Ihre Füße schulterbreit auseinander, die Knie leicht gebeugt und Ihr Körper entspannt, aber bereit.

Vorbereitung und Timing: Bewerten Sie die Distanz und das Timing, die für die Technik „Dragon Sweeps His Tail" erforderlich sind. Schaffen Sie eine Öffnung oder Gelegenheit, den Schwung auszuführen, indem Sie das Gleichgewicht des Gegners manipulieren oder seine Bewegung ausnutzen.

Chambering: Während Sie sich auf den Schwung vorbereiten, heben Sie Ihr Schwungbein an, beugen Sie Ihr Knie und bringen Sie Ihren Fuß nahe an Ihr Gesäß. Diese Kammerposition bereitet die Bewegung vor und bereitet Ihr Bein auf die schwungvolle Bewegung vor.

Schwungbewegung: Leiten Sie die Schwungbewegung ein, indem Sie Ihr Bein in einer kontrollierten und fließenden Bewegung nach außen und leicht nach unten strecken. Stellen Sie sich die Bewegung eines Drachenschwanzes vor, der anmutig durch die Luft schwebt.

Beinpositionierung: Positionieren Sie Ihr geschwungenes Bein in einer diagonalen Linie über dem Unterkörper des Gegners. Versuchen Sie, Kontakt mit den Unterschenkeln, Knöcheln oder Füßen herzustellen, um deren Gleichgewicht und Stabilität zu stören.

Fußposition: Der Fuß Ihres geschwungenen Beins kann je nach Ziel und gewünschtem Effekt so positioniert werden, dass die Zehen nach oben oder unten zeigen. Experimentieren Sie mit verschiedenen Winkeln, um die effektivste Position für den Sweep zu finden.

Gleichgewicht und Kontrolle: Behalten Sie während der gesamten Schwungbewegung ein gutes Gefühl für Gleichgewicht und Kontrolle bei. Halten Sie Ihr Standbein stabil und behalten Sie die richtige Haltung bei, um die Stabilität zu verbessern und zu verhindern, dass Sie aus dem Gleichgewicht geraten.

Krafterzeugung: Erzeugen Sie Kraft für den Schwung, indem Sie die Rotationsbewegung Ihrer Hüfte und Ihres Rumpfes nutzen. Koordinieren Sie die Bewegung Ihrer Hüfte und Ihres Oberkörpers mit der Streckung Ihres Beins, um die Kraft und Wirksamkeit des Schwungs zu maximieren.

Timing und Distanz: Entwickeln Sie ein Gespür für das Timing und die Einschätzung der Distanz, um den Drachenschwung mit dem Schwanz effektiv auszuführen. Üben Sie, die Bewegungen des Gegners zu antizipieren und Ihren Schwung entsprechend anzupassen.

Durchhalten: Ziehen Sie nach dem Schwung Ihr Bein schnell zurück und finden Sie Ihr Gleichgewicht wieder. Seien Sie darauf vorbereitet, bei Bedarf weitere Schläge, Tritte oder Verteidigungsmaßnahmen auszuführen.

Übungsübungen: Trainieren Sie mit einem Partner, um Ihre Dragon Sweeps Its Tail-Technik zu üben und zu verfeinern. Konzentrieren Sie sich auf Genauigkeit, Timing und die Entwicklung der Fähigkeit, schnell auf die Bewegungen des Gegners zu reagieren.

Fließende Übergänge: Kombinieren Sie „Dragon Sweeps His Tail" mit anderen Techniken, um fließende Übergänge zu schaffen. Üben Sie den reibungslosen Übergang vom Schwung zu anderen Angriffs- oder Verteidigungsbewegungen und verbessern Sie so Ihre allgemeine Kampffähigkeit.

20 Adlerklauengriff (Ying Zhao Shou):Eine Technik, bei der mit den Fingern die Gliedmaßen oder Druckpunkte eines Gegners gegriffen und kontrolliert werden.

Der Eagle Claw Grip, im Kung Fu als Ying Zhao Shou bekannt, ist eine Technik, bei der mit den Fingern die Gliedmaßen oder Druckpunkte eines Gegners gegriffen und kontrolliert werden. Es handelt sich um eine vielseitige und präzise Technik, die die Manipulation, Kontrolle und Druckausübung von Gelenken auf gefährdete Bereiche ermöglicht. Hier ist eine detaillierte Aufschlüsselung der Eagle Claw Grip-Technik:

Handposition: Beginnen Sie damit, die Form einer Adlerkralle zu formen, wobei Ihre Finger leicht gebeugt und gespreizt sind. Die Fingerspitzen sollten den Klauen eines Adlers ähneln und bereit sein, den Gegner zu ergreifen und zu kontrollieren.

Zielauswahl: Der Eagle Claw Grip kann verwendet werden, um verschiedene Körperbereiche des Gegners zu ergreifen und zu kontrollieren, wie zum Beispiel seine Gliedmaßen, Gelenke oder Druckpunkte. Konzentrieren Sie sich auf gefährdete Bereiche, die gezielt manipuliert oder Druck ausgeübt werden können.

Fingerkontrolle: Nutzen Sie die Kraft und Geschicklichkeit Ihrer Finger, um den Körper des Gegners zu greifen und zu sichern. Versuchen Sie, alle Finger, einschließlich des Daumens, zu verwenden, um einen festen und sicheren Halt zu erreichen.

Greifen und Kontrollieren von Gliedmaßen: Verwenden Sie den Eagle Claw Grip, um die Gliedmaßen des Gegners zu greifen und zu kontrollieren, z. B. sein Handgelenk, seinen Unterarm oder seinen Bizeps. Üben Sie Druck oder Manipulation aus, um ihre Bewegung einzuschränken und ihre Angriffe zu neutralisieren.

Gelenkmanipulation: Verwenden Sie den Eagle Claw Grip, um die Gelenke des Körpers des Gegners zu manipulieren und zu kontrollieren, z. B. Finger, Handgelenk, Ellbogen oder Schulter. Wenden Sie Dreh-, Zug- oder Druckbewegungen an, um das Gleichgewicht zu stören und Möglichkeiten für weitere Techniken zu schaffen.

Druckpunktaktivierung: Nutzen Sie den Eagle Claw Grip, um bestimmte Druckpunkte am Körper des Gegners anzuvisieren und Druck darauf auszuüben. Üben Sie festen, aber kontrollierten Druck auf empfindliche Bereiche aus, um Schmerzen, Unbehagen oder vorübergehende Lähmungen hervorzurufen.

Sensibilität und Timing: Entwickeln Sie Sensibilität und Timing bei der Anwendung des Eagle Claw Grip. Üben Sie, die Bewegungen und Reaktionen des Gegners zu lesen und sich an sie anzupassen, indem Sie Griff und Druck entsprechend anpassen.

Fluss und Übergänge: Kombinieren Sie den Eagle Claw Grip mit anderen Techniken, um fließende Übergänge zu schaffen. Üben Sie den reibungslosen Übergang vom Griff zu Schlägen,

Gelenkverriegelungen oder Würfen und verbessern Sie so Ihre allgemeine Kampffähigkeit.

Präzision und Kontrolle: Konzentrieren Sie sich auf präzise und kontrollierte Griffe und Manipulationen. Vermeiden Sie übermäßige Krafteinwirkung oder unnötige Bewegungen, die Ihre Kontrolle gefährden oder Ihre Möglichkeiten einschränken könnten.

Übungsübungen: Trainieren Sie mit einem Partner, um Ihre Eagle Claw Grip-Technik zu üben und zu verfeinern. Konzentrieren Sie sich auf Genauigkeit, Timing und die Entwicklung der Fähigkeit, den Griff in verschiedenen Szenarien und Positionen anzuwenden.

Sicherheit und Kontrolle: Beim Training des Eagle Claw Grip stehen Sicherheit und Kontrolle an erster Stelle. Üben Sie, die Intensität und den Druck schrittweise zu erhöhen, um Verletzungen zu vermeiden und eine ordnungsgemäße Entwicklung der Technik sicherzustellen.

Lassen Sie sich beraten: Es wird dringend empfohlen, sich von einem qualifizierten Ausbilder mit Erfahrung in Eagle Claw-Techniken beraten zu lassen. Sie können personalisierte Trainingsprogramme bereitstellen, technische Fehler korrigieren und sicherstellen, dass Ihr Training sicher und effektiv verläuft.